DE

L'URANO-STAPHYLORRAPHIE

CHEZ LES ENFANTS DU PREMIER AGE

PAR

LE DR X. DELORE

Ex-Chirurgien en chef de la Charité.

(Lu à la Société nationale de Médecine de Lyon.)

LYON

ASSOCIATION TYPOGRAPHIQUE

F. PLAN, RUE DE LA BARRE, 12.

—

1892

DE

L'URANO-STAPHYLORRAPHIE

CHEZ LES ENFANTS DU PREMIER AGE

PAR

Le Dᴿ X. DELORE

Ex-Chirurgien en chef de la Charité.

———— ✕ ————

(Lu à la Société nationale de Médecine de Lyon.)

———— ✦ ————

LYON

ASSOCIATION TYPOGRAPHIQUE

F. PLAN, RUE DE LA BARRE, 12.

—

1892

DE

L'URANO-STAPHYLORRAPHIE

CHEZ LES ENFANTS DU PREMIER AGE

———————◆✕◆———————

Jusqu'en 1859, l'urano-staphylorraphie était restée dans le domaine de quelques chirurgiens de mérite, comme Gross (de Philadelphie), 1842, Warren, 1843, aux États-Unis ; Dieffenbach, 1845, en Allemagne ; Pollok et Field en Angleterre ; Nélaton à Paris ; Bonnet à Lyon, et enfin Baizeau, inventeur du procédé à double pont, 1858. Mais il était réservé à M. Ollier de lui imprimer un grand essor, à l'époque où parurent ses belles expériences sur l'ostéoplasie périostique, et dès lors les chirurgiens de toutes parts s'efforcèrent de combler la fissure du palais en y transplantant le périoste des parties latérales de la voûte. De là le retentissement des faits de Langenbeck en 1860. Mais le succès ne répondit pas à l'attente. Le périoste fut impuissant à reproduire l'os dans la plupart des faits, hormis chez quelques opérés de Langenbeck, et encore Heifelder a-t-il mis en doute ces résultats.

L'urano-staphylorraphie est une des opérations qui a été le mieux étudiée dans ses indications, son manuel opératoire et ses conséquences fonctionnelles ; néanmoins certains points de la question sont encore controversés, et je me propose dans cette note d'établir les avantages de l'opération pratiquée sur les enfants du premier âge, au sujet de laquelle des opinions contradictoires ont été récemment énoncées. Mise en vogue par les beaux succès d'Erhmann et de

Wolff, l'opération hâtive, grâce à l'opposition de Trélat, est aujourd'hui discréditée. J'espère démontrer par les considérations qui vont suivre que cette décision n'est pas sans appel. Je relaterai d'abord deux observations où le succès le plus complet a été obtenu par l'opération chez de très jeunes enfants, puis j'indiquerai les précautions à prendre pour assurer la réussite.

PREMIÈRE OBSERVATION.

D..., enfant du sexe masculin, âgé de 5 mois, nourri à la cuillère, de force médiocre, est atteint d'une division congénitale du voile et de la moitié postérieure de la voûte palatine. Opération le 13 mars 1874. Elle dura trois quarts d'heure. La luette ne fut pas suturée. La petitesse de la bouche empêcha les aides de me prêter leur assistance à peu près pendant toute la durée de l'opération et je fus obligé de maintenir la bouche ouverte avec l'index de la main gauche. Sauf ce détail, il n'y eut aucun incident digne d'être noté. L'hémorrhagie fut médiocre, et l'enfant quoique peu vigoureux supporta bien le traumatisme opératoire.

L'alimentation se fit le jour même avec du lait. Toutes les sutures, au nombre de cinq, réussirent; cependant plusieurs jours après l'ablation des fils métalliques et après complète cicatrisation on constata une petite fissure imperceptible à l'œil et au stylet et que le passage dans le nez de quelques gouttes de lait décelait seul de loin en loin.

Cet enfant, revu à l'âge de trois ans, prononce très distinctement sans nasonnement apparent.

Voici l'état le 15 mars 1890.

L'opéré est un jeune homme de 16 ans, grand pour son âge, vif, alerte, mais qui présente une conformation spéciale. Sa face est plus rouge qu'à l'état normal. Elle est trop étroite à la partie inférieure, car les maxillaires sont peu développés, le menton peu saillant; les oreilles sont grandes, le front est fuyant, les yeux sont à fleur de tête. La bouche est habituellement ouverte; la tête est projetée en avant, elle se redresse cependant; mais si l'attention est distraite, elle revient vite à sa position défectueuse.

La parole est brusque, rapide et saccadée, l'intelligence est suffisante, mais l'application soutenue est impossible. Toutefois ce jeune homme a suivi les classes dans un établissement d'instruction secondaire et se prépare à une carrière libérale.

Quoique la luette soit bifide, le voile du palais fonctionne très bien ; la prononciation est nette, et pendant une conversation de dix minutes c'est à peine si j'ai pu percevoir deux syllabes légèrement nasonnées.

Les aliments et les boissons ne passent jamais par le nez ; le jeune opéré souffle sur une bougie et l'éteint à distance ; il aime beaucoup le chant et ses parents prétendent qu'il a une très jolie voix.

En résumé, le résultat est tellement satisfaisant que je ne propose pas la suture de la luette.

J'ai revu mon opéré le 4 mars 1892.

Au point de vue anatomique, voici le résultat : la distance qui sépare les deux grosses molaires supérieures est de 3 cent. 1/2. Il y a donc rétrécissement manifeste, car cette distance est en moyenne de 5 centimètres. Il en résulte que l'arcade alvéolaire, quoique sa dentition soit bonne, est plus cintrée, de telle sorte que les incisives sont projetées en avant. La voûte palatine est un peu plus élevée; le voile du palais n'a que 2 centimètres de hauteur, il est très souple; la luette non suturée est bifide dans toute sa hauteur. Le diamètre bi-maxillaire n'a que 6 centimètres au lieu de 8.

Quant au résultat physiologique, il est parfait sous tous les rapports; le timbre est normal; la prononciation ne laisse rien à désirer, les lettres g, k, r, s sont nettement articulées sans effort.

DEUXIÈME OBSERVATION.

B..., âgée de 4 ans 1/2, est affectée d'une division congénitale de la voûte et du voile du palais.

La division porte sur le voile tout entier et environ sur les deux tiers postérieurs de la voûte.

Cette jeune fille est bien portante.

Le 7 juin 1887, chez les religieuses de Sainte-Marthe, après avoir soumis l'enfant à l'anesthésie par le chloroforme je commence l'opération avec l'aide des docteurs L. Meynet et de la Roche.

Premier temps : *Avivement.* — Ce temps fut fort long à cause de la petitesse de la bouche et de la difficulté d'utiliser les aides. Sauf cela il ne présenta aucune particularité digne d'être signalée. La langue fut maintenue en dehors avec une pince en cœur.

Deuxième temps : *Décollement de la muqueuse palatine.* — Avec un fort bistouri je pratique à droite et à gauche une incision de la muqueuse palatine. Cette incision allant jusqu'à l'os commence au niveau du bord postérieur des palatins ; elle est située à 1 cent. 1/2 en dehors de la fissure, elle marche parallèlement avec elle et la dépasse de 1 cent. en avant.

Je prends ensuite une rugine légèrement courbe et avec elle je décolle le pont de la muqueuse aussi largement et aussi complètement que possible en rasant exactement l'os et en ayant soin de détacher la muqueuse de toutes ses insertions au bord postérieur des palatins.

Cette partie de l'opération ne donna lieu qu'à un écoulement de sang médiocre, grâce à des applications réitérées de tampons imbibés d'eau glacée.

Ce temps fut long et difficile. Il fallut procéder à petits coups, car la muqueuse était remarquablement adhérente.

Troisième temps : *Suture.* — Elle fut pratiquée au moyen de deux aiguilles chasse-fil Mathieu. La première à gauche munie d'un fil d'argent simple. La seconde à droite munie d'un fil double dans l'anse duquel le premier était ramené. Cette manœuvre classique s'exécuta régulièrement sans difficulté notable et permit de placer sept points de suture régulièrement disposés. Toutefefois le dernier appliqué sur la partie inférieure de la luette à droite n'offrit qu'une prise incomplète ; mais, quoique ne comptant pas sur lui, je le laissai en place afin d'assurer la solidité du sixième point. L'opération dura deux heures et quart ; l'anesthésie fut employée à plusieurs reprises, mais uniquement dans le but d'étourdir légèrement l'enfant, et de lui rendre la douleur moins aiguë et les efforts de résistance moins grands ; mais au point de vue opératoire elle ne m'a rendu aucun service. A plusieurs reprises l'opération fut suspendue, soit pour soulager l'enfant dont les forces s'affaiblissaient progressiment, soit pour laisser reposer les aides dont quelques-uns paraissaient exténués.

Les jours qui suivirent n'offrirent rien de particulier, si ce n'est une bronchite contractée pendant ou après l'opération et qui imprima de fortes secousses au voile du palais. L'enfant fut alimenté avec du lait, du bouillon. Le quatrième jour, on lui permit des biscuits trempés dans du vin. Plus tard on autorisa la déglutition d'œufs à la coque.

Le sixième jour l'enfant est envoyé chez ses parents à la campagne dans la banlieue de Lyon. A ce moment la voûte palatine est dans l'état suivant : aucune suture n'a lâché, mais autour d'elle on semble remarquer quelques points de suppuration et de relâchement. De plus un liseré blanchâtre a envahi le milieu du bord du lambeau droit. Il paraît indiquer un sphacèle. La partie inférieure du bout de la langue, longuement étreinte par la pince en cœur offre un amas pultacé.

On essaye des pulvérisations au thymol ; elles sont mal supportées et remplacées par de l'eau additionnée de jus de citron qui fut parfaitement tolérée.

Le huitième jour la suture est devenue solide, tous les enduits blanchâtres et pultacés ont disparu. Le plus étendu qui m'avait paru être un début de sphacèle est remplacé par une érosion peu profonde. Tous les points de suture ont pris, sauf le septième sur lequel du reste je ne pouvais compter.

Le quinzième jour, après avoir fait respirer 3 ou 4 gr. de chloroforme, j'enlève les sept fils métalliques qui tous sont restés en place. Le septième est dévié à gauche, ainsi que la moitié de la luette à laquelle il est resté adhérent.

L'enfant tousse encore de temps en temps ; elle a repris bonne mine et je lui permets des aliments solides.

23 février 1892. Cette jeune fille âgée de 9 ans se présente à moi dans l'état suivant : la tête est régulièrement conformée. Rien dans la physionomie ne laisse soupçonner quelle était la difformité congénitale. La dentition est bonne. Le palais est très étroit et présente une concavité très accentuée ; la distance des molaires d'un côté à celle de l'autre est manifestement plus petite, et cependant l'examen extérieur de la face large et bien développée ne fait pas présumer une atrophie des maxillaires supérieurs.

La réunion de la voûte et du voile est solide ; elle a des cicatrices blanches en deux points. La luette est fortement déviée à gauche ; de l'autre côté, on voit la moitié droite de la luette dont la suture a manqué. Entre les deux, une petite scissure à peine indiquée. En somme, le voile du palais est plus court qu'à l'état normal, mais il est souple.

L'enfant avale très bien ; elle éteint une bougie à distance.

La parole est parfaite ; le timbre de la voix normal ; cette jeune fille, très intelligente, lit et prononce d'une manière remarquable sans aucune trace de nasonnement. Je dois cependant déclarer que pendant la conversation qui a duré une demi heure, j'ai saisi une fois ou deux un léger ronflement entre les mots que la mère a attribué à l'émotion, on aurait dit une légère échappée d'air. L'enfant aime le chant.

RÉFLEXIONS.

J'ai dit en commençant que la question d'âge était fort controversée. J. Wolf, Marsh, Buzenard, Annandale adoptent les premiers mois de la vie, Smith deux ans, Holmes trois ans ; Erhmann, partisan autrefois de l'opération hâtive, semble actuellement préférer quatre ans ; Langenbeck et Trélat choisissent sept ans, Fergusson dix ou douze ans, et Roux n'opérait pas avant seize ans.

Des divergences aussi grandes entre des chirurgiens de cette valeur ont leur raison d'être. S'il y a une inconnue dans la question, il faut tâcher de la dégager. C'est ce que je vais m'efforcer de faire.

Entrons d'abord dans l'examen préliminaire des questions que j'appellerai préjudicielles.

Il faut s'inquiéter en premier lieu de la gravité de l'opération. Telle s'annonce comme devant être très simple, telle autre très longue, très difficile et très compliquée. Tel enfant paraît très docile ; tel autre semble devoir opposer beaucoup de résistance. Si la division porte sur la totalité de la voûte, elle est beaucoup plus sérieuse que si elle n'affecte que les palatins.

Mais l'indication qui domine, c'est le choix des sujets ; il ne s'agit pas ici du vain plaisir d'orner une statistique d'une série heureuse ; il s'agit d'être utile et de ne pas compromettre une existence. Il importe donc d'apprécier la vigueur du patient, l'énergie de la constitution, et de se rendre compte exactement si elle pourra faire les frais, sans une trop forte déchéance, de la perte de sang et du choc, accidents inévitables de l'opération.

L'appréciation de ces éléments divers est indispensable si l'on veut éviter une catastrophe et ne pas voir succomber le sujet pendant l'acte opératoire ou peu d'heures après, comme on en a vu des exemples. Si l'enfant est résistant, si l'opération est simple, si le chirurgien se sent en mesure de la mener à bien, je ne vois aucun inconvénient à opérer dans le cours de la première année.

Les objections ont été surtout formulées par Trélat, qui signale en première ligne une mortalité très forte. En effet, Erhmann (de Mulhouse), grand partisan à ses débuts de l'opération hâtive, tend actuellement à en reculer l'époque, car sur dix opérés de la naissance à deux ans, neuf étaient morts dans le cours des quatre premières années. Cette issue funeste vue en bloc ne laisse pas que de consti-

tuer un argument très défavorable, surtout émanant d'Erhmann, chirurgien éminemment judicieux. Examinons cependant les faits en détail : sur ces neuf cas, deux sont
morts après insuccès, l'un au bout de deux mois, l'autre au
bout de dix-neuf mois ; la cause de la mort n'est pas indiquée. Un enfant a succombé à la variole trois mois après sa
sortie de l'hôpital ; un autre à une pneumonie rubéolique
deux ans après. Trois sont morts de méningite tuberculeuse
deux, trois et quatre ans plus tard. Un enfant de sept mois
et demi semble avoir été tué par le chloroforme. Enfin, un
enfant de onze mois mourut le huitième jour de diarrhée
cholériforme. Il était de complexion délicate.

D'autres causes de mort indiquées sont : une bronchite au
29e jour par Simon, au 12e jour par Billroth et au 26e jour
par Ottoweber ; une diarrhée au 8e jour par Rouge. On a cité
encore une pneumonie, un érysipèle et une septicémie.
Hormis ce dernier cas, je n'admets pas que cette létha-
lité doivent incriminer l'uranoplastie ; il y a là une série
fort malheureuse, je l'avoue, très décourageante même pour
celui à qui elle incombe, mais ce n'est point à mon sens une
raison pour abandonner une opération utile et ne point
chercher à l'entourer des meilleures chances de succès. Il
en ressort cependant un enseignement dont il faut savoir pro-
fiter. La plupart ont succombé à des accidents pulmonaires,
et Lannelongue cite également deux enfants opérés par lui
et atteints de bronchite, un le 3e jour de l'opération, un
autre le lendemain. Le sujet de ma deuxième opération fut
également atteint d'une bronchite intense. C'est donc contre
les accidents pulmonaires qu'il faut se mettre en garde avec
le plus grand soin. Donc on veillera à ce que l'enfant ne soit
pas trop refroidi, ni par l'air ambiant, ni par les irrigations
buccales, ni par les aliments.

Ne devrait-on pas conclure aussi que le séjour prolongé
dans les hôpitaux a été préjudiciable aux enfants, et qu'il est
prudent, surtout après une grave opération, de les isoler de
toute maladie contagieuse. Du reste le chirurgien doit en
prendre son parti au point de vue de la statistique ; la mor-

talité générale est beaucoup plus forte chez les enfants du premier âge, et je ne puis voir là une contre-indication formelle de l'urano-staphylorraphie. Tous les chirurgiens d'enfants savent à quelles difficultés ils ont à se heurter.

Je ferai encore la remarque suivante : je soupçonne que la mortalité infantile est très forte chez les enfants atteints de division palatine. En effet, j'ai ajourné à un an ou deux un grand nombre d'enfants qui m'ont été amenés peu de jours après leur naissance et qui ne me paraissaient pas en état de supporter l'opération, et aucun d'eux ne s'est présenté à moi à l'époque lointaine que je leur avais désignée. Que sont-ils devenus ? Il est probable que la plupart ont succombé. Simon, s'appuyant sur une statistique, a émis une opinion semblable.

On a objecté que l'opération était plus difficile et qu'elle échouait plus fréquemment. C'est là une assertion sans preuve suffisante ainsi que nous le verrons.

Les considérations qui militent en faveur de l'opération dans le cours des premières années sont de plusieurs ordres. Je signalerai en premier lieu le peu de résistance des enfants qu'on maintient très facilement, avec lesquels on n'est pas obligé de parlementer ou de lutter indéfiniment. Quelques gouttes de chloroforme administrées de loin en loin suffisent pour triompher des tentatives de rébellion. L'espace sur lequel on opère est plus circoncrit, cela est vrai, et les aides ne peuvent rendre autant de petits services; mais par compensation la voûte palatine est située beaucoup moins profondément et s'éclaire plus facilement. L'absence de dents est également une condition favorable pour la même raison.

Les enfants de sept à quinze ans sont préférés par Trélat. Sans doute ils donnent un bon nombre de succès, mais cette catégorie a bien ses inconvénients : on y trouve les indisciplinés, les enfants qui luttent contre le chirurgien jusqu'à épuisement de leurs forces et qui font ensuite des écarts de régime souvent préjudiciables au succès de la réunion immédiate.

La catégorie des adultes est la moins favorable pour les

raisons suivantes : L'homme le plus doux et le plus résolu au début de l'opération change parfois rapidement de caractère sous l'influence de la douleur et oppose alors une résistance difficile à surmonter ; c'est dans cette catégorie qu'on rencontre des syncopes graves. Chez un de mes opérés âgé de 20 ans je dus continuer l'opération pendant l'état syncopal qui se prolongea pendant une heure environ.

Les adultes fournissent une plus forte proportion d'hémorrhagies, soit immédiates, soit secondaires ; chez eux le décollement de la muqueuse est très difficile à cause de sa forte adhésion à l'os ; mais circonstance encore plus grave, les lambeaux ont moins de vitalité et la réunion immédiate s'opère moins bien.

Chez les petits enfants l'hémorrhagie des palatines m'a toujours paru peu abondante et facile à arrêter. On sait du reste que le décollement de la muqueuse avec son périoste s'exécute facilement, que les lambeaux sont vivaces et tous les chirurgiens d'enfants ont remarqué que les sutures réussissaient fort bien.

Mais c'est au point de vue physiologique que la supériorité de l'opération hâtive s'affirme nettement ; l'examen récent que je viens de faire des deux sujets de mes observations ne me laisse aucun doute à cet égard. Chez eux la déglutition et la phonation se font d'une façon très satisfaisante et qui ne laisse rien à désirer. J'attribue ce bon résultat à la plus grande souplesse du pharynx et du voile qui vont plus facilement à l'encontre l'un de l'autre et exécutent plus aisément les contractions multiples exigées par la déglutition et la phonation. Il est, en effet, hors de doute que la souplesse des organes sera d'autant plus grande que sera plus tendre l'âge des opérés.

Les divisions palatines présentent des variétés qui nécessitent une conduite différente suivant leur gravité, leur étendue et leurs complications. Si la fissure porte sur le voile et les palatins, on peut la combler en une seule séance. Si elle porte sur toute la voûte et le voile, deux séances me paraissent préférables. Chez un jeune homme de 20 ans j'ai pu

cependant, en une seule séance, réunir la voûte et le voile
au moyen de onze points de suture ; mais c'est là un maxi-
mum qu'on ne doit point dépasser sous peine d'affaiblir notablement le sujet. S'il y a scissure complète avec bec-de-
lièvre, trois séances sont indispensables. Voici dans quel
ordre il est préférable de les faire : L'uranoplastie devra dé-
buter, car la fente du bec-de-lièvre et du voile du palais
facilitent l'évolution opératoire dans la cavité buccale. On
aura soin de décoller la base du voile et d'en rapprocher
les bords par un seul point de suture qui rendra plus aisée
la staphylorraphie qu'on pratiquera quelques jours après
dans une autre séance lorsque l'enfant sera rétabli. Le bec-
de-lièvre ne devra être suturé qu'en dernier lieu. Outre la
raison que j'ai énoncée précédemment, il en est une autre,
c'est que cette difformité est la plus apparente, et si on commence par elle les parents négligent fréquemment de ra-
mener leurs enfants.

Opération. — Il ne faut pas se le dissimuler, l'urano-staphylorraphie est une opération dure et brutale qui dans
beaucoup de cas entraîne la nécessité de violenter les opérés d'une façon particulièrement désagréable. Je ne connais
pas d'opération qui puisse lui être comparée sous ce rap-
port. Si l'on procède avec la minutie qu'elle exige, sa durée
est longue et les forces du sujet sont notablement altérées.
Il importe donc de s'entourer de toutes les garanties, afin de
réussir du premier coup, d'autant plus qu'après un insuccès,
la voûte et le voile offrent toujours plus de rigidité pour une
intervention consécutive, ce qui est une condition préjudiciable. Je considère que la staphylorraphie est un jeu en
comparaison de l'uranoplastie et je suis étonné de voir Billroth d'un avis opposé.

Quand l'opération est décidée, il faut s'occuper des préli-
minaires. Je placerai en premier lieu l'éducation du sujet
et des aides. Il est utile d'examiner chaque jour et à plusieurs reprises la bouche et la gorge, de toucher le voile du
palais pour l'habituer au contact des corps étrangers. Trélat

insistait surtout sur l'éducation vocale pré-opératoire, j'y reviendrai à la fin de cet article. Si on se proposait d'opérer avec un bâillon, il vaudrait mieux donner à l'enfant l'habitude de le porter de temps en temps ; le chirurgien se rendrait mieux compte de la confiance qu'il peut accorder à cet instrument. Il est nécessaire aussi d'apprendre aux aides le rôle et les manœuvres qui leur seront attribués. Quatre aides, au moins, me paraissent indispensables. Un contient et anesthésie l'enfant. Un autre est chargé de maintenir la bouche ouverte avec le bâillon ou tout autre instrument. Un troisième s'occupe des instruments, et surtout des aiguilles avec les bobines de fils métalliques. Le quatrième est chargé des tampons et ce n'est pas le moins occupé. Quand les aides savent d'avance quels services on doit leur demander, l'opération marche beaucoup plus régulièrement et avec un calme satisfaisant.

La méthode antiseptique mérite d'être appliquée rigoureusement dans l'urano-plastie. Elle doit porter sur les instruments, cela va sans dire, mais aussi sur la cavité buccale, avant, pendant et après l'opération. La bouche, avec les liquides qui l'imbibent sans cesse, est un milieu de culture très favorable ; l'asepsie complète est très difficile à obtenir. Voici les précautions qui me paraissent préférables : pendant les quatre ou cinq jours qui précèdent l'opération, faire des injections antiseptiques répétées, administrer des pastilles de borax ou de chlorate de potasse. Pendant l'opération, irrigations fréquentes avec une solution d'acide borique. Après l'opération, badigeonnages avec un collutoire au borax et du jus de citron.

Wolff a insisté sur les lavages, sur les irrigations en maintenant la tête déclive de façon à rendre les plaies aseptiques, il les pratique même tous les deux jours après l'opération. Toutes ces précautions sont excellentes sans aucun doute, mais elles ne me paraissent pas suffisantes pour empêcher la plaie de se contagionner.

Examinons la situation anatomo-chirurgicale, si je puis ainsi dire. Du côté de la bouche, nous rencontrons les conditions ordinaires de toutes les sutures de la région, mais dans la cavité nasale on observe cette particularité qui ne se voit jamais ailleurs, que les deux ponts palatins présentent leur surface supérieure dénudée et cruentée, à un courant d'air qui les baigne constamment pendant l'acte de la respiration. Or, dans cet air, il y a des spores microbiennes en quantité, qui se déposent et se développent rapidement sur ce terrain favorable. De là des suppurations qui gagnent de proche en proche, et consécutivement l'absence de réunion. C'est à cela sans aucun doute qu'il faut attribuer l'absence d'ossification constatée dans tous les cas, excepté dans ceux de Langenbeck, et encore Heifelder les met en doute. M. Ollier a nettement établi dans quelles limites défectueuses s'effectue l'ostéogénie dans la méthode à double pont, malgré le décollement périostique. Pour obtenir une voûte osseuse et favoriser la réunion immédiate il faudrait une antisepsie rigoureuse. Ne pourrait-on pas placer un masque devant le nez et la bouche, garnir les ouvertures avec du coton antiseptique et faire ainsi bénéficier les opérations de la bouche et du nez d'une méthode si précieuse?

Comme M. Ollier, j'attribue à la suppuration du périoste exposé à l'air, l'absence d'ossification que je considère comme un fait très regrettable dans l'espèce. En effet le tissu cicatriciel, qui est inévitable, possède la propriété de se rétracter pendant plusieurs années, et chez les jeunes sujets on ne tarde pas à en voir les conséquences. C'est à cette rétraction dans les couches profondes qu'il faut attribuer la saillie de la muqueuse qui forme un bourrelet sur lequel Erhmann a insisté. Mais ce n'est point tout: la puissance de la cicatrice s'exerce sur les deux maxillaires qui se rapprochent insensiblement et donnent à la voûte palatine et à l'arcade dentaire cette forme ogivale que tous les observateurs ont remarquée. Si, au contraire, une lamelle osseuse solide se développait uniformément dans l'intervalle de la fissure, il est probable que cette rétraction fâcheuse ne se produirait pas.

N'exagérons pas cependant la portée de cet inconvénient

après une opération réussie, le sujet possède une voûte cicatricielle, il est vrai, mais néamoins solide et résistante qui suffit au fonctionnement physiologique, et quoique le palais du sujet de ma première observation soit ogival, l'articulation est très nette.

Le plus grand soin doit présider à la confection des *tampons ;* le coton hydrophile convient très bien pour les fabriquer. Dans une opération bien conduite, il en faut un très grand nombre, si le chirurgien veut voir clair et ne pas agir par à peu près et un peu au hasard. C'est ainsi que dans ma seconde observation l'aide, qui en était chargé, a dit en avoir employé trois cents.

Les chirurgiens donnent aux sujets des *attitudes* différentes. Trélat adopte la situation horizontale avec tête pendante ; Erhmann a conservé la position verticale ; c'est également celle que j'ai adoptée, mais c'est un détail qui me paraît secondaire. La question de l'anesthésie chloroformique a une toute autre importance.

Autrefois, au début de mes opérations urano-staphylorraphiques, vers 1860, on n'osait pas endormir pour une opération buccale. On hésite moins actuellement. Toutefois l'*anesthésie* présente l'inconvénient de prolonger indéfiniment l'opération, si on veut la faire avec prudence et éviter la plus grande somme de douleur possible au patient. C'est à l'anesthésie qu'il faut attribuer la durée insolite de ma seconde opération, qui a duré deux heures et quart, sans qu'il y eut de complication notable et aucune perte de temps.

Chez les petits enfants, de la naissance à deux ans, qui n'offrent qu'une résistance facile à vaincre, je crois l'anesthésie inutile. Elle me semble indispensable pour certains adultes avec lesquels on redoute d'avoir à lutter. Peut-être aurait-elle l'avantage dans les opérations longues et compliquées d'atténuer l'intensité du choc. En résumé, l'anesthésie trouve souvent son indication, mais elle a l'inconvénient de provoquer des suffocations, et il importe de l'employer avec prudence.

La bouche doit être maintenue largement ouverte pendant toute la durée de l'opération. Divers moyens sont employés pour obtenir ce résultat. Aucun, à mon avis, ne donne satisfaction complète. Les *bâillons* les plus perfectionnés que nous ayons sous la main se déplacent toujours à un moment donné; en outre, je leur ai trouvé un grave inconvénient, c'est de gêner de temps en temps l'action des instruments ou des doigts dans les diverses évolutions de l'opération. Je préfère maintenir l'écarteur de Larrey, ou un coin en bois entre les molaires et exercer des tractions sur la langue avec une pince en cœur. Ce dernier moyen m'a paru bien supérieur aux abaisse-langue.

Tout étant méthodiquement disposé comme je viens de l'indiquer, on procède à l'opération qui doit être poursuivie jusqu'au bout avec une implacable douceur.

Le premier temps est l'*avivement*, c'est le plus délicat et souvent le plus difficile, car il exige une grande patience et beaucoup de régularité.

Il s'exécute plus facilement sur les bords de la fissure avant de faire le décollement. Pour faire du côté droit il est préférable d'être ambidextre. On n'a pas cette difficulté dans la position horizontale en renversant la tête.

Le second temps consiste à faire sur la voûte palatine *deux incisions* parallèles à la fissure et à 15 millimètres d'elle. On doit préférer un fort bistouri avec lequel on ponctionne d'abord le voile à son insertion palatine pour se diriger en rasant les alvéoles à 1 centimètre en avant de la scissure avivée, de cette façon on coupe nécessairement l'artère palatine qui donne lieu à une hémorrhagie rapide et considérable, surtout chez les adultes.

J. Wolff fait la compression avec des tampons de sciure de bois contenue dans de la gaze salicylée. Il faut l'inciser jusqu'à l'os d'un seul coup, puis comprimer avec les doigts qu'on remplace par des tampons de coton hydrophile, trempés préalablement dans l'eau vinaigrée glacée. Au bout d'un instant l'hémorrhagie s'arrête. Rouge a conseillé d'enfoncer dans le trou de l'artère palatine un petit bouchon de bois dur ou de gutta-percha qui se détache ensuite spontanément ; mais il est difficile d'appliquer un pareil tamponnement ; tout au plus serait-on autorisé à user du thermocautère, si une compression prolongée ne suffisait pas. L'hémorrhagie instantanée est tellement émouvante que Verneuil incise avec le thermo-cautère. J'ai employé une fois avec succès ce procédé, mais c'est une complication de plus, et je n'y ai pas eu recours dans mes dernières opérations.

Pour éviter l'artère palatine, je serai assez disposé à me conformer aux préceptes de Tillaux ; l'incision libératrice commençant moins en arrière on obtiendrait la même mobilité en faisant ensuite un décollement plus étendu.

Le troisième temps comprend le *décollement du pont* muqueux avec des rugines coudées, courbes ou droites suivant le besoin.

Depuis longtemps on a proposé chez les enfants du premier âge de faire l'opération en deux séances. Cette méthode est préférée par J. Wolff. Dans la première, il mobilise les lambeaux ; dans la seconde, distante de six jours de l'autre, il fait l'avivement et la suture. Toutes les fois qu'on redoutera un collapsus rapide ou une débilitation trop grande de l'économie, il faudra procéder de la sorte. Après le décollement, Wolff entoure les deux ponts avec une anse temporaire qui les rapproche dans le but de faciliter la seconde intervention. Bonnet (de Lyon) en 1856 avait déjà employé une anse aplatie dans le même but après le décollement préalable.

Ce temps est fort dur pour les malades ; je dirai même qu'il est barbare et il justifie l'anesthésie chloroformique.

Il y a quelques années je pratiquais l'urano-plastie à un homme vigoureux, énergique, affecté d'une perforation syphilitique. L'avivement et les incisions libératrices marchaient très bien, notre malade était d'une douceur et d'une complaisance exemplaires ; mais dès que je commençai le décollement il entra dans un véritable accès de rage et de sauvagerie. Il nous échappa, se sauva dans les corridors, s'accula dans un coin et tout sanglant nous défia de venir l'y enlever. Au bout d'une heure d'exhortations je le décidais à subir l'action du chloroforme grâce à laquelle l'opération put s'achever sans encombre.

Tous les chirurgiens ont judicieusement insisté sur le soin avec lequel doit être fait ce décollement qui me paraît jouer dans les résultats phonétiques le rôle capital. Non seulement je décolle, avec la rugine, le lambeau muco-périostique dans toute son étendue, mais encore je prolonge le décollement sur tout le bord postérieur des palatins, pour détruire les attaches de l'aponévrose palatine, et je ne me déclare satisfait que lorsque je sens mon instrument avec le doigt dépassant ce bord dans toute son étendue, sous la muqueuse postérieure. Trélat a également formulé ce précepte, mais il n'y a pas suffisamment insisté. On obtient ainsi une grande mobilité des lambeaux qui retentit jusqu'à leur partie antérieure et permet l'affrontement plus facile. On pourrait craindre qu'en détachant de la sorte la base postérieure du lambeau, il fût privé de vitalité. L'expérience a démontré qu'il n'en était rien. Je n'ai jamais eu de mortification et j'ai eu en définitive des voiles du palais beaucoup plus souples et fonctionnant mieux.

Je crois un décollement étendu beaucoup plus innocent et efficace que les incisions du voile adoptées par Langenbeck. Aussi dans la staphylorraphie simple avec tension accentuée de la partie supérieure, je propose ce décollement préalable qui me paraît supérieur aux incisions libératrices qui ont été quelquefois employées. En avant, derrière l'arcade alvéolaire, la muqueuse est mince, friable, peu vivace, difficile à décoller; il ne faut donc pas trop compter sur elle.

Le quatrième temps consiste dans le *passage des fils métalliques*. Une foule de moyens ont été mis en usage pour les placer. Comme ils sont très bien tolérés, comme la muqueuse palatine est peu souple, rigide même, il me paraît utile de les multiplier le plus possible et de les disposer avec une grande régularité, pour assurer un affrontement exact. J'emploie à cet effet l'aiguille tubulaire de Mathieu.

Chez les adultes, je me sers d'une aiguille incurvée en U, munie à gauche d'une bobine de fil métallique, avec laquelle

je perfore la muqueuse d'arrière en avant. A gauche le fil est
simple ; je le tire au dehors sans sortir l'aiguille, que je reporte
à droite, de telle sorte qu'après perforation je retire un fil
double. Il suffit de couper ce fils à la longueur voulue et de
retirer l'aiguille ; on l'amorce de nouveau et on recommence
du côté gauche. Dans les cas favorables ce procédé est fort
rapide et il permet même de placer toutes les sutures sans
sortir l'aiguille de la bouche.

Mais pour les jeunes sujets je me suis bien vite aperçu
que mon aiguille courbe était trop volumineuse. Il est nécessaire, en effet, qu'elle soit très forte à cause de sa courbure
en U, sinon elle ne fonctionnerait pas. Je donne donc la pré-
férence à deux aiguilles de Mathieu, très acérées, avec les-
quelles on pique avec précision un peu obliquement de dehors
en dedans. Celle qui doit perforer à gauche porte un fil simple et sa bobine. Celle de droite porte un fil double dont elle
doit projeter l'anse dans la fissure ; cette anse ramène le fil
de gauche par le procédé Bérard. On ne doit jamais sortir
les fils métalliques de la cavité des aiguilles pendant une
opération. Cette manœuvre ne présente aucune difficulté
quand on opère sur une fissure largement béante en arrière,
comme c'est le cas habituel dans les divisions palatines. La
difficulté est beaucoup plus grande dans les perforations
arrondies de la voûte ; la pointe de l'aiguille est alors dissi-
mulée et on a de la peine à saisir le fil. Avec ces modifica-
tions on dispose mieux les fils et l'affrontement se fait dans
d'excellentes conditions. Ce procédé est également avanta-
geux pour les fistules vésico-vaginales.

La *torsion* des fils constitue le cinquième temps. Je l'exécute
de la façon suivante : Je croise les fils et lorsque l'affrontement est obtenu, j'applique l'extrémité de mon index gauche
au niveau du croisement. Ce doigt sert de centre à un mouvement de rotation qui détermine trois ou quatre spires et
assure la solidité du point de suture. Avec un peu d'habitude
cette manœuvre est rapide et permet d'exercer le degré de
constriction voulu.

Les fils ainsi tordus sont successivement relevés vers la

face. Quand la suture est terminée, je les reprends un à un, en commençant en avant, je les examine attentivement. Si l'un d'eux me paraît trop lâche, je le desserre avec précaution et je le tords avec plus de force. Cela fait, je coupe le fil de telle sorte qu'il fasse une saillie piquante qui ôte à l'enfant l'idée de presser la suture avec sa langue.

Dans mes premières opérations j'appliquais les tubes de Galli pour fixer les anses métalliques, mais j'y ai bien vite renoncé ; une fois le tube de Galli écrasé, il est impossible de remanier l'anse métallique. Dans un cas j'ai été obligé d'imprimer à un de ces tubes un mouvement de rotation pour serrer davantage. J'ai observé un autre inconvénient dû à leur saillie mousse. Un de mes opérés de 14 ans, ne pouvant sans doute supporter une diète trop sévère, mangea gloutonnement un gros morceau de pain sec le lendemain de son opération, et toutes les sutures furent violemment arrachées. Le jour suivant l'écartement était complet, et je dus quelque temps après recourir à une seconde opération.

Il importe de nourrir les opérés, en évitant les aliments durs et solides ; le lait, le bouillon, le vin, les œufs, les potages de pâte sont les éléments essentiels de cette alimentation, qui sera rigoureusement antiseptique.

A quelle époque faut-il enlever les anses métalliques ? Trélat choisissait le quatrième jour ; Erhmann le douzième seulement. Pour mon compte, je n'ai pas de règle absolue. Les fils métalliques sont admirablement tolérés ; s'ils sont mobiles, saillants dans la cavité buccale, évidemment il faut les enlever ; mais s'ils sont bien appliqués et immobiles, pourquoi ne pas les laisser un certain temps ? Par leur présence, ils peuvent dans certains cas empêcher ou diminuer l'écartement d'une suture voisine qui a manqué. Avec les petits enfants, il y a toujours lutte quand on enlève les fils ; on s'expose donc à compromettre la solidité de la suture.

Quoi qu'il en soit, chez les enfants en bas âge il est prudent de ne jamais enlever les fils sans administrer le chloroforme.

Les complications de l'urano-staphylorraphie sont l'hémor-

rhagie primitive dont j'ai déjà parlé et l'hémorrhagie secondaire. Pour éviter celle-ci, il faut imposer un repos et un
silence absolus ; faire absorber de petits fragments de glace ;
maintenir la tête élevée et les extrémités inférieures chaudes.
Si malgré ces précautions l'hémorrhagie survient, il faut la
combattre par la compression, soit avec le doigt, soit avec
un tampon de coton fortement appliqué sur le point précis
d'où le sang s'échappe.

Il faut bien se garder de porter au hasard des tampons
imbibés de perchlorure de fer, comme cela fut pratiqué à un
de mes opérés par un interne de garde. Bien entendu que
la suture échoua.

L'absence de réunion immédiate survient quelquefois, ou
parce que les conditions essentielles de cohésion n'ont pas
été remplies, ou parce qu'une ulcération s'est produite. Cette
dernière circonstance doit être attribuée au manque de vitalité des lambeaux et à la prolifération microbienne. C'est à
la même cause, je crois, que sont dus ces enduits pultacés,
si. fréquents, si inquiétants après l'urano-plastie, et qui ont
l'aspect de lambeaux gangrenés. Ce ne sont en réalité que
des épithéliums sphacélés, et quand ils sont détergés on
aperçoit une ulcération superficielle.

Les ulcérations que je signale, ou bien se cicatrisent très
rapidement, ou bien progressent et détruisent les adhérences
qui semblaient définitivement établies. Comme Trélat et
Erhmann, j'ai observé des fistules dont l'oblitération se fai-
sait spontanément après un temps fort long et au moment
où le chirurgien n'y comptait plus.

L'urano-staphylorraphie rétablit les fonctions physiolo-
giques du palais et du voile. Chez tous mes opérés j'ai noté
que l'enfant pouvait éteindre une bougie à distance, c'est-à-
dire que le pharynx et le voile s'appliquaient assez exactement pour empêcher le passage de l'air expiré à travers les
fosses nasales. La déglutition s'opérait également dans de
meilleures conditions qu'auparavant. Mais le résultat capital, c'est la restauration des organes vocaux qui permet à
l'opéré de parler convenablement.

Cette proposition n'est pas admise par tous les chirurgiens qui prétendent que la phonation s'exécute aussi défectueusement qu'avant. Dans le Dictionnaire des sciences médicales, résumant l'opinion scientifique, Gayraud pense qu'il ne faut pas compter sur la disparition du nasonnement. Billroth a constaté la voix nasonnée chez ses opérés. Simon, au Congrès des chirurgiens allemands, dit n'avoir trouvé sur soixante opérés qu'un seul cas de réussite chez une jeune fille de 16 ans.

Les faits que j'ai observés sont en opposition formelle avec ces assertions si peu encourageantes pour l'intervention chirurgicale. Voici, à mon avis, sur quoi elle se base :

Quand un enfant est opéré entre 7 et 15 ans, il a de mauvaises habitudes de langage ; il nasonne, il élude le *g*, l'*r*, l'*s*. Après l'opération, la mieux réussie au point de vue plastique, il continue à parler comme auparavant, à moins qu'une éducation intelligente ne vienne lui imposer une prononciation meilleure. Trélat est celui qui a le mieux compris et élucidé les problèmes complexes de la phonation ; il était parvenu à parler sans nasonner, en se bouchant le nez ; à parler du nez sans le boucher, et enfin à prononcer exactement comme les sujets affectés de division palatine. Il cite le cas d'un enfant ayant cette division et qui prononçait le *g* et le *k* ; il a montré qu'il suffisait, par un acte de la volonté, de déplacer le siège et la direction du son. Le principal pour lui, c'est l'exercice. Il le veut post-opératoire, cela va sans dire, mais surtout pré-opératoire. Il y a de l'exagération sans doute, mais aussi une idée juste, car qui peut le plus peut le moins ! Toujours est-il que l'opéré est dans de bien meilleures conditions pour articuler convenablement. Il a un voile du palais, il peut l'appliquer contre le pharynx, puisqu'il peut éteindre une bougie à distance ; c'est à lui qu'incombe désormais la charge de contracter ces organes pour prononcer distinctement. Les exercices vocaux, dit Chervin, sont nécessaires pour obtenir une articulation convenable. Malheureusement, de quinze à vingt ans, il faut lutter contre le vice de langage invétéré et souvent contre une certaine inertie intellectuelle, fréquente chez les êtres congénitalement déformés, et le résultat acquis reste incomplet au point de vue de la pureté de la prononciation. L'éducation intelligente et prolongée, voilà le secret des beaux succès obtenus par Trélat.

Ici, je placerai une remarque qui n'a pas été faite, je le crois du moins, j'ai noté chez mes deux opérés la rapidité de la parole ; elle avait déjà été signalée par Schaack chez une de mes opérées. Il sera intéressant de vérifier la fréquence de ce fait, qui a peut-être sa raison d'être dans l'état anatomique des organes.

L'enfant qui a été opéré en bas âge est dans des conditions bien meilleures ; il ne se bute pas contre des difficultés acquises lorsqu'il commence à bégayer. Il est en possession de tous les organes de la voix, et avec son merveilleux instinct d'imitation il s'en sert pour reproduire les sons qu'il entend autour de lui, il s'éduque spontanément ; c'est aussi l'opinion de Wolff. Ce mode d'éducation naturel vaut mieux que les leçons de langage. De là, suivant moi, la supériorité de la parole chez les jeunes opérés et dont mes deux observations sont un exemple frappant. Chez l'un comme chez l'autre la voix est tout à fait normale.

De cette étude, je crois donc qu'il m'est permis de tirer les conclusions suivantes :

1° Au point de vue des résultats phonétiques l'urano-staphylorraphie du premier âge donne des résultats très satisfaisants, et si les sujets présentent des conditions favorables il ne faut pas hésiter à la pratiquer.

2° Pour obtenir une prononciation nette, il faut un voile palatin souple et une éducation vocale attentive.

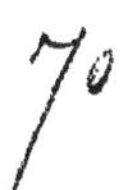

www.ingramcontent.com/pod-product-compliance
Lightning Source LLC
LaVergne TN
LVHW020508060726
842525LV00005B/1907